CONSTANTINE, 20-22 AVRIL 1911

✤ ✤ ✤

La Lèpre aux Colonies

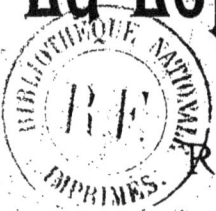

✤ ✤

RAPPORT GÉNÉRAL

PRÉSENTÉ

AU

IIIᵉ CONGRÈS DE LA MUTUALITÉ COLONIALE

ET

DES PAYS DE PROTECTORAT

PAR

M. le Dʳ E. JEANSELME

Professeur agrégé à la Faculté de Médecine de Paris
et Professeur à l'Institut de Médecine Coloniale

AMIENS — IMPRIMERIE YVERT & TELLIER
37, Rue des Jacobins, 37

1911

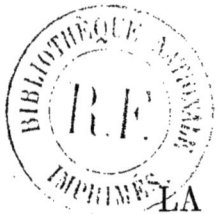

LA LÈPRE AUX COLONIES

❖ ❖ ❖

La Lèpre aux Colonies

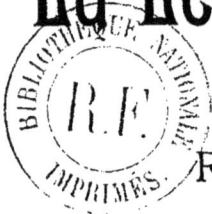

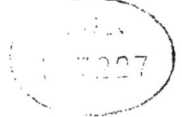

❖ ❖

RAPPORT GÉNÉRAL

PRÉSENTÉ

AU

IIIᵉ CONGRÈS DE LA MUTUALITÉ COLONIALE

ET

DES PAYS DE PROTECTORAT

PAR

M. le Dʳ E. JEANSELME

*Professeur agrégé à la Faculté de Médecine de Paris
et Professeur à l'Institut de Médecine Coloniale*

AMIENS — IMPRIMERIE YVERT & TELLIER

37, Rue des Jacobins, 37

—

1911

LA LÈPRE AUX COLONIES

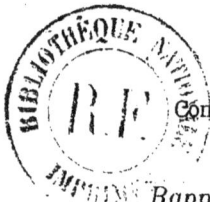

PROGRAMME

Contagion des colons. — Lutte contre la lèpre.

Rapporteur général : M. le Dʳ E. Jeanselme,

Professeur agrégé à la Faculté de Médecine de Paris, et professeur
à l'Institut de Médecine Coloniale (1).

Tableau symptomatique de la Lèpre

Cette maladie infectieuse chronique est causée par un bacille découvert par le léprologue norvégien Armauer Hansen.

Suivant que le bacille se fixe dans la peau ou dans les nerfs périphériques, l'expression symptomatique est si dissemblable que l'on distingue deux grandes formes cliniques de cette maladie : la *lèpre tuberculeuse* ou *systématisée tégumentaire*, et la *lèpre anesthésique*, *trophoneurotique* ou *systématisée nerveuse*. Cette division est quelque peu schématique. En réalité, les deux types cliniques se combinent et se substituent volontiers l'un à l'autre, de sorte que les formes *mixtes* ou *complètes* sont assurément les plus fréquentes.

Sur la peau, les premières manifestations sont des taches de nuance rouge ou violacée qui, graduellement, prennent une teinte cuivrée, et ne disparaissent qu'incomplètement sous la pression du doigt. Ces taches se répartissent avec une certaine symétrie, occupant de préférence la face, le versant externe des membre, le dos des mains et des pieds.

Quand les poussées se sont multipliées, on voit apparaître, dans leur voisinage ou à leur niveau, soit une infiltration diffuse et graduelle, soit un bourgeonnement de nodosités circonscrites.

(1) M. le Dʳ Guillon m'a adressé un travail sur les lépreux de l'Acarouany (Guyane) et M. le Dʳ Le Noir, une note manuscrite sur la lèpre à l'île Nou (Nouvelle-Calédonie). Je prie ces deux médecins des Troupes Coloniales d'agréer mes plus vifs remerciements.

Ainsi se forment les *tubercules* lépreux. Très souvent ils se groupent au pourtour des narines, sur les pommettes et le pavillon des oreilles. Ils peuvent couvrir la face d'un masque d'une étrangeté sauvage et bestiale : c'est ce qu'on appelle le *léontiasis* ou faciès *léonin*. Les poussées paroxystiques s'accompagnent d'un état fébrile et de douleurs plus ou moins violentes dans la continuité des membres.

Les éruptions de taches et de tubercules lépreux sont d'abord douloureuses à la moindre pression, mais rapidement la sensibilité s'émousse ou disparaît même à leur niveau.

Les localisations de la lèpre sur les muqueuses sont presque constantes. Les lépreux sont souvent affectés d'une sorte de *coryza* chronique purulent. Leur langue et surtout leur gosier sont souvent infiltrés de nodules. La *raucité* de la voix est un signe précoce relevant de graves altérations laryngées. La *conjonctivite* à répétition, puis la *kératite* et l'*iritis* aboutissent trop souvent à la perte complète de l'œil.

Quand le bacille de la lèpre se localise dans les nerfs, ceux-ci augmentent de volume. Cet épaississement, tantôt régulier, tantôt fusiforme ou noueux, est facile à constater sur certains nerfs superficiels et accessibles à la palpation tels que le cubital à la partie interne du bras, au-dessus du pli du coude.

Cette névrite commande de nombreux troubles : l'insensibilité ou *anesthésie* qui remonte graduellement de l'extrémité libre des membres vers leur racine, si bien que les malheureux se font parfois d'horribles brûlures sans en avoir conscience ; — la fonte des masses musculaires ou *amyotrophie* qui, suivant les hasards de la localisation, se traduit par l'inocclusion des paupières et l'immobilité absolue des traits du visage, ou encore par des attitudes vicieuses ou des déviations en griffes des doigts et des orteils ; — enfin, par des mutilations considérables des extrémités qui peuvent être réduites à l'état de moignons informes.

Maladie essentiellement chronique, la lèpre procède par bonds et par à-coups. Les trèves, parfois très longues, peuvent durer jusqu'à la mort.

La forme tuberculeuse se prolonge une dizaine d'années en moyenne. La survie est beaucoup plus longue dans la forme anesthésique.

Le pronostic est d'une extrême gravité, mais il n'est pas inexorable. Sur un malade, qui n'avait plus aucune manifestation lépreuse et qui succomba à la tuberculose, il me fut impossible de déceler, dans aucune organe, le bacille de la lèpre. Tout récemment, j'ai pu faire, sur une femme dont toutes les manifestations lépreuses s'étaient éteintes depuis de longues années, une constatation analogue.

Les modes de transmission de la Lèpre. — Hérédité et Contagion.

A l'heure actuelle, toute explication qui suppose la *lèpre spontanée*, c'est-à-dire *ne naissant pas de la lèpre*, est à peu près abandonnée. Les facteurs étiologiques, invoqués jadis en première ligne, climat, misère, alimentation défectueuse, sont passés au rang de causes occasionnelles ou adjuvantes. Seules, deux théories restent en présence, celle de l'*hérédité*, celle de la *contagion* (1).

Chaque fois que le terrible fléau s'est abattu sur une population encore à demi barbare, il y a exercé de si grands ravages que la notion de contagion s'est imposée avec le caractère irrésistible de l'évidence, et a provoqué l'application instinctive des mesures propres à enrayer le mal. Cette idée de contagion domine toute la lèpre. Elle apparaît à chaque page sous la plume des médecins, des historiens et des législateurs.

Mais, quand le fléau déserta l'Europe occidentale, cette notion s'obscurcit. Dans la première moitié du xixᵉ siècle, des observateurs tels que Danielssen et Bœck, Virchow, et plus tard Zambaco, en arrivèrent à considérer l'hérédité comme l'unique mode de transmission.

Pourtant l'idée de contagion persistait dans les contrées où survivait la lèpre. La découverte de l'agent pathogène, les recherches modernes sur l'étiologie des maladies infectieuses, les épidémies qui ont éclaté à l'époque contemporaine, ont rallié à la doctrine de la contagion la plupart des léprologues, entre autres Hansen, Neisser, Besnier, Brocq, Leloir, etc. La Conférence de Berlin (1897), nous a fait assister au triomphe définitif de cette idée.

Si l'on étudie la lèpre dans ses migrations, on la voit suivre les grands courants militaires et commerciaux, bien différente en celà du paludisme, maladie tellurique qui ne diffuse guère

(1) De tout temps, elles ont tenu la plus grande place dans l'étiologie de la lèpre : « Corruption d'air et attouchement de ladres, meschantes viandes et tache de génération » sont, au xiiiᵉ siècle, pour Guy de Chauliac, les éléments générateurs de la lèpre ; et deux siècles plus tard, Ambroise Paré, dit qu' « un ladre engendre un ladre. »

au-delà de ses foyers d'origine. C'est donc une maladie humaine, sans attache avec le sol. Elle se propage par les contacts de peuple à peuple, trop rapidement d'ailleurs pour que l'hérédité seule puisse être mise en cause. Jamais elle ne se montre dans un pays sans y avoir été importée.

La misère ne fait que faciliter la propagation de la maladie, mais, à elle seule, elle est impuissante à engendrer la lèpre. Celle-ci est inconnue chez des peuples, tels que les Fuégiens, qui sont les êtres les plus déshérités de la terre.

En revanche, les bons effets de l'isolement fournissent un argument sérieux à la doctrine contagioniste. Sans remonter au Moyen-âge, où la séquestration des lépreux fut pratiquée avec tant de rigueur, la Norvège contemporaine nous fournit un exemple démonstratif de sa valeur prophylactique.

Nombre d'*épidémies insulaires*, de date récente, donnent la notion d'importation. Un des exemples le plus souvent cité est celui des îles Sandwich ou Hawaï. A l'heure actuelle, l'épidémie Néo-Calédonienne ne prouve que trop la contagiosité de la lèpre.

Les cas *individuels* de contagion, survenant en pays lépreux, sur des sujets originaires de contrées exemptes de lèpre, sont encore plus probants. En Nouvelle-Calédonie, la lèpre ne frappe pas seulement les autochtones, elle gagne aussi les blancs, et elle s'accroît chez eux d'une manière fort inquiétante. Or, il s'agit ici d'individus tous nés en France, indemnes par conséquent de tares lépreuses héréditaires.

Parmi les faits que j'ai personnellement observés, je puis citer une religieuse et un ecclésiastique d'origine française qui ont contracté la lèpre en Birmanie. Il existe, à ma connaissance, en Indo-Chine Française, un missionnaire, un négociant et un soldat qui sont devenus lépreux dans la colonie.

La plus grande incertitude règne, touchant le mécanisme qui préside à l'inoculation de la lèpre. La contamination s'opère-t-elle directement d'homme à homme, ou se fait-elle par l'intermédiaire d'un insecte suceur ou d'un acarien ? C'est une question qui n'est pas élucidée.

Au Japon, on croit que la lèpre se propage par les moustiques. La commission indienne n'a pu trouver de microbes spécifiques dans des moustiques et des mouches qui s'étaient posés sur des ulcères lépreux. Mes recherches, poursuivies en Indo-Chine, ont été également négatives. La mission Franco-

Danoise dirigée par Ehlers (de Copenhague), a essayé de dé-
terminer le rôle que pourraient jouer certains arthropodes
suceurs de sang (punaises, puces, poux de tête, moustiques,
argas) dans la transmission de la lèpre. Elle n'a obtenu que
des résultats négatifs. Donald H. Currie conclut de ses recherches faites à Honolulu (archipel Hawaïen) que les moustiques
ne peuvent pas être considérés comme une cause ordinaire de
transmission de la lèpre. Mais il a constaté que plusieurs es-
pèces de mouches, lorsqu'elles ont l'occasion de se nourrir de
suc lépreux, peuvent contenir des bacilles dans leur intestin
et dans leurs déjections. Il est donc prudent de se mettre à
l'abri de ces insectes qui sont peut-être des agents de dissémination de l'infection lépreuse.

La période de germination qui précède les premières manifestations est fort longue.

L'incubation se prolonge parfois pendant des années, ce qui
rend bien difficile l'enquête rétrospective sur le mode d'inoculation. En outre, aucun signe n'attire l'attention sur le point
d'insertion du virus. Lorsque la lèpre semble débuter par une
lésion visible, rien ne prouve qu'elle soit réellement la première en date et qu'elle constitue une sorte de chancre lépreux
développé au point où s'est faite l'inoculation.

a) Ces objections s'adressent particulièrement à la *théorie
nasale*. Si les localisations sur la pituitaire, en raison de leur
fréquence, de leur importance et de leur précocité, peuvent
être considérées avec vraisemblance comme l'origine d'un certain nombre de cas de lèpre, il faut se garder de généraliser et
de conclure que toujours la lèpre débute par le nez.

b) On ignore si *l'appareil respiratoire* est l'une des voies
d'accès de la lèpre. Les lésions pulmonaires, rares d'ailleurs,
appartiennent presque toujours à un stade avancé.

c) Si l'on fait abstraction des premières voies (bouche et pha-
rynx), *l'appareil digestif* est presque toujours épargné par la
lèpre. Toutefois, les observations bactériologiques de C. Boeck
prouvent que chez les malades ayant des tubercules ou des
ulcérations de la bouche, du nez ou du larynx, les bacilles de
la lèpres, après avoir été déglutis, peuvent cheminer le long du
tube digestif et être expulsés au dehors avec les selles. De ces
constatations, il résulte que les matières fécales humaines con-
courent peut-être à disséminer la lèpre dans les pays où elles
servent couramment d'engrais.

2

d) La pénétration des bacilles par la *surface cutanée* est une hypothèse fort plausible. Arning fait observer que, dans les régions tropicales, où les indigènes marchent nu-pieds, les premières manifestations s'observent souvent aux membres inférieurs. Souvent on a accusé la *vaccination* d'avoir propagé la lèpre. On l'a soutenu pour les îles Sandwich, où la grande poussée épidémique aurait suivi la diffusion de la vaccine. Quelque opinion qu'on se fasse sur de pareils faits, ils contre-indiquent formellement la vaccination de bras à bras, dans les contrées où un individu, sain en apparence, peut toujours être en incubation de lèpre.

e) La *voie génitale* a été souvent incriminée, elle aussi. Un grand nombre de malades, d'européens revenus de pays à lè-pre, attribuent leur mal à un coït infectant. Pendant l'acte gé-nital, des boules bacillaires entraînées par le sperme peuvent se déposer dans le vagin ; au Yunnan, j'ai constaté sur un mendiant chinois une urétrite lépreuse. Une goutte de pus obtenue par expression du méat urinaire fourmillait de bacilles de Hansen.

A cette question se rattache celle de la *lèpre conjugale*. Assez d'exemples en sont connus aujourd'hui pour qu'on ne puisse plus, de sa non existence, tirer un argument contre la contagion. Ils n'en sont pas moins d'une fréquence beaucoup moindre qu'on ne le croirait *a priori*, encore que cette fré-quence augmente avec l'ancienneté des unions.

Le pouvoir léprogène n'est ni égal d'un malade à l'autre, ni constant sur un même malade. Il n'y a aucune comparaison à établir, à ce point de vue, entre un sujet atteint de lèpre ner-veuse qui présente, pour toutes lésions, des amyotrophies, et un léonin affecté d'un coryza intense et d'ulcérations suppu-rantes. Nous avons donc à rechercher par quelles voies les ba-cilles sont projetés hors de l'organisme.

Les *tubercules ulcérés* viennent en première ligne. Ils con-tiennent parfois une véritable émulsion de bacilles.

La *muqueuse nasale* est une voie de dissémination très im-portante, en raison de la fréquence et de la précocité des lé-sions. En 1897, j'ai démontré que le *sang des épistaxis initi-niales, comme le muco-pus du coryza chronique, contient un nombre colossal de bacilles.*

J'ai eu, plusieurs fois, l'occasion de pratiquer l'examen d'un léprome nasal, excisé au moment d'une poussée. Au point où le foyer affleurait l'épiderme, celui-ci était infiltré de petits amas bacillaires. D'autres étaient enrobés dans les traînées de mucus qui tapissaient les narines. Le coryza lépreux est donc une des causes les plus actives de la contamination, et celle-ci s'effectue d'autant plus aisément que les malades ne portant, à cette époque, aucun signe extérieur de la lèpre, ne sont pas réputés dangereux par leur entourage.

Les recherches de Sticker confirment les miennes. Sur 153 lépreux dont il a fait l'examen bactériologique des fosses nasales, dans l'Inde Anglaise e ten Egypte, il a pu constater la présence du bacille de la lèpre dans 128 cas. Auché a trouvé le bacille spécifique dans le mucus nasal de 48 malades Néo-Calédoniens sur 64, tous examinés à plusieurs reprises.

Les tubercules ulcérés de la muqueuse *bucco-pharyngée* contaminent souvent la salive. Les expériences si démonstratives instituées par Schæffer méritent une mention spéciale. Cet auteur établit que, par la toux, l'éternuement et en particulier par le simple parler, les bacilles sont projetés par milliers à une distance du lépreux qui peut excéder 1 m. 5. D'après les évaluations de Schœffer, les gouttelettes de mucus projetées par un lépreux, pendant une conversation de 10 minutes, peuvent contenir le nombre énorme de 40.000 et même de 185.000 bacilles. Ces constatations l'amènent à conclure que le nez et la gorge sont les voies par lesquelles le bacille abandonne de préférence l'organisme.

Les crachats d'origine *bronchique* ou *pulmonaire* renferment rarement des bacilles de la lèpre, et seulement à une période avancée.

Les *sécrétions conjonctivales* et les *larmes* contiennent parfois des bacilles, moins fréquemment toutefois que ne le croit Babes. Avec Morax, j'ai examiné à plusieurs reprises la secrétion conjonctivale de 6 lépreux atteints de lésions oculaires ; une seule fois, nous avons constaté de très rares bacilles. Auché n'a obtenu que deux résultats positifs sur 25 examens, et dans ces deux cas il y avait des lésions ulcéreuses prononcées.

Le *lait*, les secrétions du *vagin* et de l'*urètre* peuvent aussi entraîner le bacille de Hansen au dehors.

Le terme de « lèpre ouverte » ne doit donc pas s'appliquer seulement aux cas où le malade est couvert de tubercules suppurants. Alors même qu'il ne présente aucune ulcération, il peut par la toux, par la parole, par ses sécrétions nasales et autres, et même par sa desquamation cutanée, répandre autour de lui des germes dangereux.

.*.

Si la notion de contagion est assise sur des bases solides, la notion d'hérédité perd constamment du terrain depuis qu'on la soumet à une rigoureuse analyse. Elle ne saurait expliquer l'extension rapide de certaines épidémies. D'ailleurs, en dépit de tout ce qui a été dit et écrit sur les capacités prolifiques des ladres, leurs facultés de procréation diminuent, en réalité, très rapidement, à tel point que, si la lèpre ne se transmettait que par l'hérédité directe, elle serait en voie d'extinction dès la seconde génération. D'après Alvarès, les lépreux des îles Hawaï n'ont en général pas d'enfants. Zambaco lui-même, partisan si convaincu de l'hérédité, reconnaît qu'il y a peu de naissances dans les familles lépreuses, et que l'avortement, la mort des nouveau-nés, y sont fréquents. C'est en publiant leurs célèbres arbres généalogiques des lépreux que Danielssen et Bœck avaient cru établir définitivement l'hérédité de la lèpre. En réalité, comme plus tard Zambaco, ils étaient enclins à voir dans toute *maladie familiale* une maladie héréditaire. Trouvaient-ils dans les ascendants, collatéraux ou descendants du malade, un individu atteint de lèpre, ils considéraient aussitôt l'origine héréditaire comme établie. Mais tous ces cas rapportés à l'hérédité ne peuvent-ils pas être imputés à la contagion familiale ? Nulle part mieux que dans la vie en commun ne sont réunies les conditions qui réalisent la contagion.

Pourquoi, dès lors, invoquer l'hérédité ? L'étude minutieuse des lèpres familiales rend d'ailleurs celle-ci peu probable. Dans le milieu domestique, l'apparition de la lèpre n'est pas régie par la parenté : les membres de la famille qui vivent au loin restent indemnes ; par contre, les amis intimes, les serviteurs, ne sont pas épargnés. *Les enfants de lépreux, soustraits dès leur naissance au foyer infectieux, restent indemnes.*

L'*âge* de première apparition de la lèpre est peu en faveur d'une origine héréditaire. Loin d'être la règle, la *lèpre infantile* est l'exception ; les enfants de lépreux ne naissent pas lépreux, ils ne le deviennent qu'après un certain temps, pendant lequel la contagion a pu s'exercer. Au-dessous de 3 à 5 ans, la lèpre est extrêmement rare ; elle ne devient commune que vers la dixième année.

La plupart des cas de *lèpre des nouveau-nés* ont été observés sur des enfants âgés de plusieurs mois. Ces faits montrent que la lèpre peut débuter fort tôt, mais ne prouvent nullement qu'elle est héréditaire. C'est surtout Zambaco qui a réuni un grand nombre d'observations de lèpre précoce. Il s'agit d'enfants, issus de lépreux, malingres, atteints de dystrophies et de cachexie infantile ne différant en rien de celles qu'on observe chez les descendants de tuberculeux ou de syphilitiques.

J'ajoute qu'un examen personnel ne m'a révélé aucune lésion microscopique dans le placenta et le cordon d'une femme atteinte de lèpre en période d'activité.

En résumé, l'*hérédité de graine*, de même que pour la tuberculose, peut être tenue pour négligeable. Tout ce que l'on doit accorder aux partisans de la théorie héréditaire, c'est une *hérédité de prédisposition*. Il existe certainement des familles dont les membres possèdent une grande réceptivité pour la lèpre. La contagion est le fait primordial ; le terrain héréditaire se borne à la favoriser.

Prophylaxie antilépreuse

La lèpre se transmet d'homme à homme par contagion ; l'hérédité, si elle existe, est exceptionnelle. C'est donc la contagion qu'il faut s'efforcer de prévenir.

La prophylaxie *individuelle* consiste à tarir les différentes sources d'émissions bacillaires que présente le lépreux. Les ulcérations de la peau et des muqueuses seront soigneusement pansées ; les ustensiles de toilette et de table du malade seront stérilisés périodiquement ; les vêtements et pièces de pansements désinfectés ou détruits par le feu. Les personnes qui vivent dans l'entourage des lépreux devront occlure sur le champ les moindres érosions cutanées qui pourraient servir de portes d'entrée au bacille de Hansen.

D'une manière générale, l'européen doit vivre le moins possible au milieu des indigènes, et l'on ne peut que recommander la coutume des anglais qui, chaque fois que cela est possible, groupent leurs demeures particulières et leurs offices dans un quartier à part, distant des agglomérations urbaines. Aucun européen ne doit prendre à son service, sans examen médical préalable, des *boys* qui sont particulièrement aptes à ensemencer la lèpre dans le milieu familial. Mais c'est surtout le choix des *nourrices* qui exige la plus minutieuse attention.

Voici un fait qui démontre que les serviteurs indigènes peuvent introduire la lèpre dans les familles. Un Lyonnais vient s'établir dans un pays où la lèpre est endémique. Il ne devient pas lépreux. Il se marie avec une blanche également indemne de lèpre. Leur fils, né dans la colonie, s'unit avec une française, originaire du Loir-et-Cher. J'ai pu m'assurer que ni l'un ni l'autre n'est atteint de la lèpre. Or, ils ont cinq enfants, dont les trois premiers sont lépreux. D'hérédité, il ne peut être ici question. La maladie fut évidemment introduite dans cette famille par une négresse qui éleva l'aîné des enfants et mourut plus tard de la lèpre.

Tous les indigènes lépreux ne sont pas dangereux au même degré pour le blanc. En maints pays, parqués dans les plantations ou dans des quartiers spéciaux, ils ne se contaminent guère qu'entre eux. Ailleurs, au contraire, comme dans nos vieilles colonies, ils se sont mêlés intimement à la population européenne, et l'on sait ce qui en est résulté. Les Chinois sont particulièrement nocifs, car beaucoup d'entre eux exercent des métiers qui les mettent en contact très direct avec les européens. Ceux qui sont atteints ont le plus souvent vécu longtemps au milieu des indigènes et à leur manière. Aussi la lèpre fait-elle surtout des victimes parmi les missionnaires et les religieuses, plus rarement parmi les colons, exceptionnellement parmi les soldats ou fonctionnaires.

La contagion est d'autant plus rare qu'on observe plus strictement les règles de l'hygiène, car *la propreté corporelle crée, en quelque sorte, un isolement relatif de l'individu vivant en milieu infectieux.*

La prudence la plus élémentaire commande d'interdire la *vaccination de bras à bras* dans les pays à lèpre.

Quelle conduite faut-il tenir vis-à-vis d'un enfant né de parents lépreux ? Doit-il être confié à une nourrice, allaité par sa mère, ou soumis à l'allaitement artificiel ?

Le rejeton d'une lépreuse, jusqu'à preuve du contraire, doit-être réputé sain à sa naissance. Mais il est avéré qu'il possède une aptitude très grande à contracter la lèpre. Le nouveau-né, vraisemblablement indemne, doit donc, pour son salut, être éloigné de sa mère dès sa naissance. J'ai vu souvent, au cours de poussées tuberculeuses, des léprones infiltrer le mamelon et l'aréole de sein. En pareil cas, il suffit de la plus légère érosion, pour que la succion introduise des bacilles pathogènes dans la bouche de l'enfant.

Séparer l'enfant de sa mère est donc une mesure pleinement justifiée. Mais, cet enfant, peut-on le confier à une nourrice ? Sans doute, en principe, il doit être présumé sain à sa naissance. Cependant, comme il est impossible d'affirmer qu'il n'a pas été contaminé pendant l'accouchement, l'enfant, à mon avis, doit être soumis à l'allaitement artificiel.

En dehors des foyers endémiques, l'allaitement par la mère peut être autorisé dans certaines conditions. Si la lèpre maternelle est du type trophoneurotique, s'il n'y a pas de mastite lépreuse, si le lait ne contient pas de bacilles, je pense qu'on peut laisser la mère donner le sein à son enfant, sous la réserve d'une surveillance attentive et de la suppression immédiate de l'allaitement, s'il se produit des accidents de caractère virulent. En pareil cas, les risques de contamination pour l'enfant sont, en effet, fort problématiques, car la lèpre, dans les pays où elle n'est pas endémique, est extrêmement peu contagieuse.

Si les règles de la prophylaxie individuelle étaient rigoureusement observées, leur efficacité serait certaine. Mais, à ne considérer que les nations les plus civilisées, bien peu d'individus sont capables de se soumettre aux préceptes de l'hygiène la plus élémentaire. Force est donc de préserver, par des mesures législatives, la population saine, quelque répugnance que l'on éprouve pour toute restriction apportée à la liberté de chacun.

Ces mesures de *prophylaxie publique* s'imposent comme une nécessité inéluctable, car la lèpre règne à l'état endémique dans toutes nos possessions d'outre-mer. Dans certaines colonies, où elle a pris des proportions inquiétantes, non seulement elle décime les populations indigènes, mais elle s'infiltre peu à peu parmi les colons de race blanche.

Trop tardivement peut-être, nous avons compris la grandeur du péril, et quand l'imminence du danger a secoué notre inertie, quand il nous a contraints d'agir, la timidité de nos décisions, le manque de continuité dans la lutte, l'absence d'unité de plan a paralysé nos efforts.

Cependant, il faut le reconnaître, depuis la première Conférence internationale de la lèpre (Berlin 1897), la prophylaxie de cette infection a fait, dans notre pays, un pas décisif. Nul ne conteste plus, en France, la nécessité et la légitimité de l'isolement. Cette orientation nouvelle a eu pour conséquence l'inscription de la lèpre sur la liste des maladies dont la déclaration est obligatoire, en principe, dans toute l'étendue de notre domaine coloniale. Bien que cette sanction soit difficilement applicable, et rarement appliquée en pratique, elle n'est pas dénuée de toute valeur, car elle atteste, chez nos gouvernants, la foi en la transmissibilité de la lèpre.

Du reste, plusieurs de nos colonies se sont tracé un programme qui est en voie de réalisation et qui sera, pour peu qu'on y tienne la main, fécond en résultats pratiques.

En *Algérie* on connaît des exemples de lèpre autochtone parmi les arabes et surtout les kabyles. Mais nulle part ces malades ne sont groupés en foyers cohérents à tendance extensive.

Par contre, l'afflux de lépreux espagnols fait courir à la colonie un danger d'autant plus réel que ces immigrants exercent des professions qui les mettent en contact plus ou moins intime avec la population européenne. Les hommes, en effet, se placent pour la plupart comme ouvriers ou domestiques chez l'habitant. Quant aux femmes, elles allaitent les enfants des colons, car toutes les nourrices d'Algérie sont originaires de la province d'Alicante.

MM. Gémy et *Raynaud*, après la conférence de Berlin, ont obtenu que la déclaration de la lèpre devînt obligatoire en Algérie, et qu'on isolât les malades porteurs d'ulcérations (1).

Le gouvernement décida en outre que les navires espagnols seraient soumis à une visite sanitaire et, grâce à cette mesure, l'entrée de la colonie a été interdite à un certain nombre de lépreux.

Il résulte d'une enquête, conduite en *Tunisie*, par *MM. Ch. Nicolle* et *Bastide*, qu'il existe en moyenne une centaine de lépreux vivant sur le territoire de la Régence.

La presque totalité des malades résident sur le littoral ou à faible distance des côtes. Les quelques cas qui font exception

---

(1) Jusqu'à présent, les malades ne sont pas internés dans des établissements spéciaux. D'après Brault, il a été hospitalisé, du mois de janvier 1885 au mois de décembre 1907, dans le service des maladies cutanées, à l'Ecole de Médecine d'Alger, 49 lépreux parmi lesquels on compte : 41 Espagnols, 3 Maltais et 5 Musulmans.

à cette règle, sauf un, sont des lépreux ambulants ou venus de foyers maritimes pour se fixer à l'intérieur (1).

Outre la déclaration obligatoire qui a été récemment imposée par le gouvernement tunisien, *MM. Ch. Nicolle* et *Bastide* proposent d'interdire l'entrée de la Régence à tout individu porteur de lésions lépreuses. Cette défense vise tout spécialement les Maltais qui, en raison de leurs relations fréquentes avec la Tunisie, sont pour ce pays une source fréquente de contamination. Sur 13 lépreux d'origine maltaise observés en Tunisie, 7 pour le moins, c'est-à-dire plus de la moitiée étaient déjà malades au moment de leur arrivée dans la Régence.

Comme mesure complémentaire, *MM. Ch. Nicolle* et *Bastide* demandent le renvoi dans le pays d'origine des lépreux de nationalité étrangère lorsqu'il sera démontré qu'ils ont contracté la lèpre hors de la Régence.

Les auteurs réclament enfin la création de léproseries, ou plutôt de colonies de santé où les malades internés pourraient se livrer au travail et vivre avec le minimum de contrainte. Deux établissements seraient suffisants, l'un situé au nord de la Tunisie, à l'extrémité du cap Bon, serait destiné à recevoir les malades de nationalité européenne ; l'autre, réservé aux lépreux indigènes, serait aménagé à Djerba ou aux îles Kerkennah.

Dans nos possessions de l'*Afrique occidentale*, au *Congo* et au *Soudan Français*, où notre domination est de date récente, rien encore n'a été tenté pour entraver l'extension de la lèpre qui est partout présente.

Quant à notre vieille colonie du *Sénégal*, qui fait partie de notre domaine d'outre-mer depuis le xviiᵉ siècle, sa population, représentée au Parlemeln par un député, s'opposerait à l'application de toute mesure portant atteinte à la liberté individuelle. Aussi voit-on les lépreux circuler dans les agglomérations urbaines, et même dans les rues de Saint-Louis, la capitale.

A *Madagascar*, la lèpre est connue de temps immémorial. Bien avant la conquête française, les missions norvégiennes et anglaises avaient fondé plusieurs léproseries dans la grande

---

(1) L'endémie lépreuse occupe les points suivants : Tunis : — le littoral de Sousse à Mahdia : — les îles Kerkennah : — l'île de Djerba : — Zarzis et accessoirement Bizerte ; — la Goulette, le Mornag ; — Sfax, Gabès et Médénine.

île. Mais c'était des œuvres de charité et non pas de prophy-laxie. Le but que se proposaient les missionnaires était de se-courir les malades indigents et de leur procurer un peu de bien-être. De la contagion ils n'avaient cure. Dans ces établis-sements, le lépreux entrait et sortait à son gré. Dans quelques-uns même la cohabitation des personnes saines et malades était tolérée.

On peut donc dire que tout restait à faire au moment où le général Galliéni fut nommé gouverneur de Madagascar. Con-vaincu du rôle capital que jouent l'hygiène et la prophylaxie dans l'œuvre de colonisation en favorisant l'accroissement de l'élément indigène, son premier soin fut d'organiser l'assis-tance médicale. La lèpre qui compromet l'avenir de la race ne fut pas oubliée, et dès les premiers jours, la lutte fut ré-solument engagée contre ce fléau. Actuellement, sur les 8480 lépreux officiellement reconnus, 3299 sont internés dans des léproseries nombreuses et bien aménagées qui appartiennent au gouvernement ou qui sont subventionnées et surveillées par lui. Ces établissements sont de véritables *colonies agricoles* où les malheureux peuvent cultiver des terres et se grouper en villages, ce qui leur donne l'illusion de la liberté.

De toutes les colonies françaises, Madagascar est assuré-ment celle où la lutte contre la lèpre a été engagée avec le plus d'énergie, de conviction et de persévérance (1).

Dans nos vieilles possessions, telles que la *Réunion*, les *An-tilles* et la *Guyane*, où la fusion des races s'est effectuée, la lèpre s'infiltre progressivement, frappant chaque jour des fa-milles blanches jusque là indemnes. Comment pourrait-il en être autrement ? Les précautions les plus élémentaires sont négligées. Des lépreux avérés exercent, au vu et au su de tous, la profession de boucher, de boulanger, de blanchisseuse. Des parents sains confient, par insouciance ou ignorance, leurs nouveau-nés à des nourrices indigènes qui n'ont été sou-

(1) La lèpre est fréquente à Mayotte. On a fait subir une visite médicale à la population de l'île, et l'on a envoyé les indigènes reconnus lépreux à la léproserie de l'île M'Zambourou. Il est question d'étendre cette enquête aux autres îles de l'archipel des Comores, et de diriger les malades de la colonie toute entière sur M'Zambourou. Cette petite île est située au nord de Mayotte et séparée d'elle par un bras de mer de 4 milles environ. A part la crique, où les lépreux s'abritent, les berges de cette île volcanique sont partout à pic, rendant ainsi toute fuite im-possible.

mises à aucun examen médical. De là des malheurs irréparables (1).

Rien ne serait plus facile que d'interner, de gré ou de force, les vagabonds par application des réglements. Mais les difficultés commencent quand il s'agit de rechercher les malades dans leurs familles. La population tout entière serait hostile à la moindre tentative de dénombrement des lépreux. Passer outre fomenterait un soulèvement général des familles blanches, indemnes ou contaminées.

Etant donné cet état d'esprit, les autorités sont réduites à l'impuissance, et les décrets restent sans effets. Les léproseries de la Guyane, des Antilles et de la Réunion sont presque vides. Elle ne reçoivent guère que des émigrants sans famille ou des indigents incapables de gagner leur subsistance.

Pour vaincre les préventions de l'opinion publique contre l'isolement, si vivaces dans nos vieilles colonies, il faut d'une part instruire la population des dangers qu'elle court : cette tâche délicate incombe aux médecins ; il faut, d'autre part, ouvrir des asiles, au moins décents, où tout lépreux, quelle que soit sa condition, consente à se réfugier : c'est le devoir des autorités administratives.

Si, dans nos vieilles colonies, nous assistons désarmés aux progrès constants du fléau, dans les jeunes la situation n'est guère meilleure.

Et cependant nous pourrions encore intervenir utilement, car la lèpre n'a fait encore que peu de victimes parmi la population blanche des territoires récemment acquis. Mais l'exemple de la *Nouvelle-Calédonie* nous démontre impérieusement que l'heure des décisions viriles a sonné.

A l'époque contemporaine, le fléau s'est répandu avec une rapidité foudroyante chez les indigènes. Sous l'action combinée de l'alcoolisme, de la tuberculose, de la syphilis et de la lèpre, la belle race canaque s'abâtardit, et il est à prévoir qu'elle aura disparu dans un avenir prochain. C'est en 1888, que le premier cas de lèpre a été officiellement reconnu sur un européen. Depuis lors, voici quelle a été la progression, d'après M. Auché :

(1) D'après l'estimation de M. A. GUILLON, directeur de la léproserie de l'Acarouany, il y aurait à Cayenne et ses environs 1.000 lépreux pour 13.460 habitants.

En 1888, 1 cas ; — de 1888 à 1891, 4 cas ; — de 1888 à 1894, 37 cas ; — de 1888 à 1898, 132 cas.

M. Primet évalue à une trentaine le nombre des lépreux qu'on découvre chaque année dans la population blanche. La lèpre a causé 19 décès parmi les forçats en 1904.

En face d'un péril si menaçant, quelles mesures prophylactiques ont été prises ? En 1888, l'administration décida la création de lieux d'isolement à l'Ile-aux-Chèvres, près de Nouméa, au pic des Morts (Canala) et au cap Bocage (Houaïlou). Ces mesures, prises sans conviction, exécutées comme à regret, ne réussirent qu'à inspirer une fausse sécurité. Loin de protéger la population saine, elle favorisèrent l'expansion de la lèpre par les malencontreuses allées et venues, à travers l'île, de quelques lépreux livrés par les tribus en holocauste à l'administration.

Devant l'inanité de ces mesures, le conseil général de la colonie vote, en 1892, des fonds pour l'aménagement d'une léproserie à l'île Art, située dans l'archipel des Belep, à la pointe septentrionale de la Grande-Terre, Un décret, en date du 22 septembre 1873, décide que les indigènes des tribus, les vagabonds et les mendiants reconnus lépreux, seront envoyés d'office à l'île Art. En l'espace de quatre ans, cinq convois amenèrent des lépreux dans cet établissement. En fait, les indigènes antérieurement isolés à l'Ile-aux-Chèvres, au pic des Morts et au cap Bocage furent à peu près les seuls qui entrèrent à la léproserie des Belep. Les malades internés étaient dans un état de détresse extrême par suite du manque de soins médicaux, de viande fraîche et même de nourriture. Cet état de choses ne pouvait durer : la léproserie centrale des Belep fut supprimée. Les canaques qui y étaient internés, à grands frais, furent débarqués, par groupes, sur plusieurs points de la Nouvelle-Calédonie, à proximité de leurs tribus respectives qui reçurent l'ordre de les isoler. Mais, ces lazarets indigènes, au nombre de dix-huit, ne sont délimités que par une « barrière fictive et morale » et partant n'ont qu'une existence nominale.

Ainsi donc : pas d'isolement réel ; — pas d'examen médical pour opérer le triage des lépreux qui abondent dans les tribus; — pas de médecin pour choisir l'emplacement des léproseries et veiller à leur aménagement... Et pendant qu'on tergiverse, le fléau, toujours plus actif, menace d'anéantir la population tout entière !

A la vérité, une commission d'enquête chargée d'examiner les suspects fonctionne à Nouméa. En 1904, sur 80 personnes qui ont comparu devant elle, 35 ont été retenues, dont 7 européens libres, 18 d'origine pénale et 10 indigènes ; en 1906, sur 61 individus qui ont été examinés par les experts, 32 ont été reconnus lépreux parmi lesquels : 8 européens libres, 8 prisonniers du bagne et deux indigènes. Mais l'administration se trouve désarmée à l'égard des lépreux qui ne veulent pas, soit entrer dans une léproserie, soit se retirer dans une habitation isolée. Car, de l'aveu du gouverneur de la colonie, aucune sanction effective n'est applicable aux contrevenants.

Ceux qui ont étudié sur place la question de la lèpre en Nouvelle-Calédonie conseillent de revenir à l'ancien système d'une léproserie unique. Mais, qu'on le sache bien, créer une léproserie ne consiste pas à parquer des malheureux sur un même point. Il faut leur assurer un certain confort, leur permettre de se grouper, suivant leur origine, leurs affinités et leurs mœurs. Il faut leur distribuer des terres qu'ils transformeront en colonies agricoles. Il faut enfin, soulager leurs souffrances en leur donnant des soins médicaux.

Quel que soit le projet qu'on adopte, il est urgent de le suivre avec le ferme propos de le faire aboutir. L'ère des atermoiements ne saurait durer sans compromettre à tout jamais l'avenir d'une des rares colonies françaises où le blanc peut vivre, travaillet et multiplier comme dans la mère-patrie (1).

L'endémie lépreuse sévit dans toutes les parties de l'*Union Indo-Chinoise*. Elle se cantonne de préférence dans les régions surpeuplées qui avoisinent les estuaires des grands fleuves, telles que la Cochinchine et le delta du Tonkin. D'après l'enquête que j'ai faite en 1899, j'estime que le nombre des lépreux disséminés dans notre belle colonie est de 12 à 15.000.

(1) Dans le rapport annuel publié par le ministère des Colonies sur la situation sanitaire de cette possession au 31 décembre 1909, on lit que le nombre des lépreux internés à l'île aux Chèvres était, le 15 décembre, de 54 blancs, dont 23 hommes libres, 6 femmes et enfants et 25 libérés, plus 12 indigènes de races diverses, soit un total de 66 individus. Aux îles Bélep, il existait, à la même date, 64 lépreux, et 19 autres attendaient à la pointe de l'île Nou leur départ pour les Bélep. En additionnant ces chiffres de lépreux blancs, libres ou d'origine pénale, on arrive à un total de 137 malades isolés. Quant aux lépreux indigènes, ils sont innombrables et aucune mesure sérieuse n'a été prise pour assurer leur isolement.

Or, même dans les grands centres habités par les européens, les précautions les plus élémentaires pour se prémunir contre la contagion sont négligées. Je pourrais citer quatre blancs qui ont contracté la lèpre dans l'Indo-Chine Française. Et, si des mesures énergiques ne sont pas prises, nul doute que la lèpre ne fasse, tôt ou tard, parmi la population blanche de cette colonie, autant de ravages qu'en Nouvelle-Calédonie.

Sous la domination annamite, les lépreux étaient groupés dans des villages. Mais, depuis la conquête, tous ceux qui ne sont pas des indigents se sont mêlés à la population saine. Un *village de lépreux*, tel que celui de Ninh-Binh par exemple, est un vaste quadrilatère limité par une levée de terre. Les lépreux relégués dans cet espace construisent de misérables paillottes où ils vivent avec leur famille, de sorte que *la population saine égale au moins celle des lépreux*. Comme l'allocation accordée par la colonie est notoirement insuffisante, les lépreux rayonnent dans les localités environnantes pour mendier dans les marchés. Ceux qui sont en état de travailler s'engagent au service des paysans voisins pour faire les semailles et la moisson. *Au lieu d'être des foyers d'extinction de la lèpre, ces villages sont donc en réalité des foyers de propagation.*

Dans le rapport où furent consignés les résultats de ma mission (1899-1900), je proposai d'adopter les dispositions suivantes :

1° Surveiller l'immigration jaune, en particulier celle des chinois qui viennent en grand nombre du Quang Toung et du Fokien, provinces où la lèpre est endémique ;

2° Interner d'office les lépreux vagabonds dans des léproseries maritimes, au nombre de deux, l'une établie dans une île de l'archipel de Poulo Condor, vers laquelle seraient dirigés les lépreux de la Cochinchine, du Cambodge et des provinces méridionales de l'Annam ; l'autre, située dans la baie d'Along ou les îles côtières du Haut-Tonkin, qui recevrait les lépreux du Delta et des provinces septentrionales de l'Annam ;

3° Admettre, sur leur demande, les lépreux qui sont en état de subvenir à leurs besoins et qui se résigneraient difficilement à vivre loin de leur famille et de leur village, soit dans des léproseries *fluviales*, situées dans des îles inhabitées du Mékong ou du fleuve Rouge, soit dans des léproseries *terrestres*, toujours assez vastes et assez fertiles pour permettre la constitution de *colonies agricoles* ;

4° Interdire aux lépreux libres l'exercice de certaines professions ; leur défendre l'usage des bains et fontaines, des hôtels et des véhicules publics.

Dix ans se sont écoulés depuis le jour où je réclamais l'adoption de ces mesures dont l'urgence n'est plus à démontrer. La situation ne s'est guère modifiée. Au Tonkin, une Commission a été instituée en 1900, à l'effet de rechercher un emplacement propice à la fondation d'une léproserie vers laquelle seraient dirigés les mendiants lépreux du Delta dont le nombre est évalué à 1500 environ. Il fut question de les isoler soit dans une île de la baie d'Along, soit dans une presqu'île située près de Quang Yen. Mais aucune décision n'a été prise depuis lors.

En Cochinchine, un essai timide d'isolement a été tenté. Un arrêté du 1er août 1903 décide qu'une léproserie sera créée dans l'île du Culao Rong, sur le Mékong, où seront internés d'*office* tous les lépreux circulant sur la voie publique, et où pourront être admis *sur leur demande* tous les autres lépreux. Malheureusement ce programme n'a pas été suivi à la lettre. Deux cents lépreux tout au plus sont actuellement internés à Culao Rong. L'ouverture de cette léproserie n'a eu pour effet que de retirer de la circulation un certain nombre de lépreux sans asile, qui vivaient de la charité publique et assiégeaient les marchés.

Il est donc urgent d'aviser. Aujourd'hui, dans cette colonie d'Indo-Chine, encore jeune, les métis sont relativement peu nombreux et ils ne sont pas admis dans les familles. Mais quand la fusion des races se sera effectuée, il faudra s'attendre aux mêmes résistances qui empêchent l'application des mesures prophylactiques dans les vieilles colonies. Quand nous serons disposés à agir, n'oublions pas que les réformes, pour être efficaces, doivent être *coordonnées* sur tout le territoire de nos possessions indo-chinoises. Des réglementations partielles et locales n'aboutiraient qu'au déplacement des lépreux fuyant devant les mesures de rigueur, grâce à la complicité de leurs familles et des autorités indigènes (1).

(1) Un arrêté pris par le Gouverneur général de l'Indo-Chine, le 4 décembre 1909, conformément aux vœux émis par la Société de Pathologie exotique, dans la séance du 14 avril 1909, dit en substance :
1° L'entrée des lépreux en Indo-Chine est interdite ;
2° Les lépreux de la Colonie qui jouissent de moyens d'existence sont astreints à l'isolement à domicile, et à l'interdiction de certaines professions susceptibles de propager la contagion ;
3° Les lépreux ne justifiant pas de moyens d'isolement à domicile seront internés d'office par arrêté de l'autorité locale.

Il ressort de cet exposé critique que les pouvoirs locaux, en contact trop intime avec les administrés, n'ont pas l'autorité suffisante pour mener à bien la lutte anti-lépreuse. A la métropole appartient donc le droit et le devoir d'intervenir pour imposer les réformes urgentes.

Mais elle doit bien se garder d'entrer dans les détails de l'application, car elle ne pourrait élaborer qu'une réglementation symétrique et uniforme, et partant mal adaptée aux besoins particulier de chaque colonie. La métropole doit donc se borner à formuler des indications générales et laisser à chacune de nos possessions le soin de s'y conformer en tenant compte des circonstances de temps et de milieu.

On ne saurait trop méditer cette vérité, que toute mesure violemment imposée et contraire aux aptitudes et au génie d'une race n'est pas viable. On ne peut pas assujettir aux mêmes lois les tribus canaques, si peu fixées au sol qu'elles se déplacent pour peu qu'on les moleste ; les races jaunes de l'Extrême-Orient qui, depuis de longs siècles, sont habituées à l'obéissance passive ; et les colons européens, qui ont importé de la mère-patrie l'amour de l'indépendance.

Projet d'organisation de la lutte anti-lépreuse dans les Colonies françaises

Les principes *intangibles* que la France doit imposer indistinctement à toutes ses possessions sont les suivantes :

1° Interdire l'entrée de la colonie aux immigrants lépreux ;
2° Isoler d'office les malades indigents ou vagabonds ;
3° Défendre aux lépreux, laissés libres, l'exercice de certaines professions ;
4° Inscrire la lèpre sur la liste des maladies dont la déclaration est obligatoire.

I. — Il est, en général, assez facile de prévenir l'entrée d'immigrants lépreux dans une colonie. La plupart des coolies arrivent par mer et sont assujettis, au port de débarquement, à la formalité de l'inscription.

Rien ne s'oppose donc à ce qu'on leur fasse subir une visite médicale pour éliminer les lépreux. Comme sanction à la défense d'introduire des immigrants lépreux, je propose de prononcer la pénalité suivante :

Tout lépreux débarqué dans une colonie française sera im-
médiatement conduit au lazaret où il sera isolé, nourri et traité
aux frais du capitaine qui, au départ, sera tenu de reprendre
ledit lépreux à son bord.

Le médecin commis à l'examen des immigrants devra justi-
fier d'une connaissance suffisante de la lèpre. Il serait à dési-
rer que le médecin chargé de ce service spécial soit soustrait
au roulement, afin qu'il acquière une compétence spéciale et
qu'en cas de négligence les responsabilités puissent être établies.

Les instruments nécessaires pour faire un examen micro-
graphique seront mis à la disposition de ce médecin.

Si le débarquement d'un lépreux n'est reconnu qu'après le
départ du navire, ou si l'immigrant lépreux a pénétré dans la
colonie par la voie de terre, il sera rapatrié à ses frais ou, s'il
est sans ressource, interné dans une léproserie.

Il sera toujours loisible au lépreux étranger de faire cesser
cette détention en quittant la colonie.

Ces dispositions visent spécialement : en Algérie, les immigrants espagnols, en Tunisie les immigrants maltais, en Indo-
Chine les coolies chinois, en Nouvelle-Calédonie les travail-
leurs néo-hébridais.

II. — Dans les colonies où il existe un foyer d'endémie lépreuse, l'isolement des contagieux s'impose comme une mesure *inéluctable*, quelque répugnance qu'on éprouve pour
toute restriction apportée à la liberté individuelle.

En principe, tout lépreux doit être isolé.

En pratique, des obstacles insurmontables s'opposent à l'application intégrale de cette mesure. Dans certaines colonies,
le nombre des lépreux est tel qu'on ne peut songer à les hospi-
taliser, et les frais d'entretien de ces malades, pour la plupart
indigents, seraient au-dessus des ressources du budget colo-
nial. Du reste, les essais de séquestration rigoureuse, que nos
sentiments d'humanité réprouvent, n'atteignent pas toujours
leur but. Au Cap, comme aux îles Hawaï, les malheureux tra-
qués par la police échappent souvent aux recherches les plus
actives, grâce à la complicité de leur famille et de leurs amis.

Donc, en pratique, il faut composer avec les principes. Tout
d'abord, on serait tenté de restreindre l'application des mesures rigoureuses aux individus atteints de lèpre ouverte. Mais

un sujet lépreux exempt actuellement de lésions en activité ne peut-il pas, quelques jours plus tard, émettre par ses fosses nasales ou ses tubercules ulcérés, une quantité prodigieuse de bacilles de Hansen ? Et d'ailleurs, nous ignorons si l'agent spécifique de la lèpre n'est pas convoyé par un hôte intermédiaire, capable de le puiser au niveau d'une lépride non ulcérée, pour l'inoculer à un sujet sain.

Pour ces divers motifs, je pense que toute distinction, au point de vue prophylactique, entre la lèpre ouverte et la lèpre *fermée*, est illusoire et dangereuse.

Dans tous les pays à lèpre, on s'accorde à considérer comme particulièrement aptes à propager la contagion les individus réduits à la *mendicité* et au *vagabondage*. De là découle une distinction fondamentale entre les lépreux selon leur situation sociale.

A. — *Tout lépreux vagabond ou indigent devra être interné dans une léproserie maritime* partout où il sera possible d'en établir une.

Cet établissement doit remplir les conditions suivantes :

1° Etre situé dans une île assez distante des côtes pour que toute évasion soit impossible.

2° Etre susceptible de culture ;

3° Etre abondamment pourvue d'eau : les ablutions fréquentes étant la base du traitement hygiénique de la lèpre ;

4° Etre peu peuplée : l'île choisie devant être évacuée par la population saine.

Les lépreux encore valides internés dans une léproserie maritime recevront des terres sur lesquelles ils pourront construire des villages, en se conformant aux dispositions du réglement intérieur.

Ils auront tous les privilèges de la liberté, à la condition expresse de ne faire aucune tentative pour sortir de l'île.

La léproserie ne doit donc pas être une prisor, mais une colonie agricole où les lépreux aspirent à entrer.

Les malades dont les mutilations sont trop avancées pour permettre un travail quelconque seront réunis dans des pavillons de construction légère et peu coûteuse.

Les enfants qui naîtront à la léproserie seront, sans délai, séparés de leur mère. Ils seront élevés dans un orphelinat annexé à la léproserie et soumis à l'allaitement artificiel.

Les prisonniers lépreux seront détenus dans un quartier à part.

Une infirmerie, une pharmacie avec dispensaire pour la délivrance des médicaments, une buanderie complèteront l'établissement.

Tout lépreux décédé devra être enterré dans l'île. Aucun corps ne pourra être transporté sur la terre ferme.

Aucun produit de culture, aucun objet fabriqué, ne pourra être exporté de l'Ile.

Un bateau, exclusivement affecté à l'usage des lépreux et remorqué par une chaloupe à vapeur, fera le service de la léproserie et effectuera le transport des lépreux.

Les infirmiers seront choisis, autant que possible, parmi les lépreux valides, afin de resteindre les chances de contamination.

Un médecin spécialisé dans l'étude de la lèpre résidera dans l'île. Il procédera à l'examen de tous les lépreux dès leur arrivée.

Un laboratoire de bactériologie sera mis à sa disposition.

B. — Tout lépreux, pourvu d'une famille en état de subvenir à ses besoins, pourra être interné (ou devra être interné) sur sa demande, dans une léproserie *régionale*, située à proximité des centres d'endémie lépreuse.

Chaque fois que celà sera possible, ces léproseries terrestres seront établies dans une île fluviale inhabitée, où les lépreux pourront se livrer à la culture et construire des villages.

A défaut des léproseries insulaires, les lépreux seront groupés en colonies, toujours distantes des agglomérations urbaines et entourées d'une clôture effective.

Chaque établissement comprendra des pavillons isolés pour les deux sexes, une nourricerie pour les jeunes enfants de souche lépreuse, une salle d'observation pour les suspects, une infirmerie, une buanderie pourvue du matériel nécessaire à la stérilisation des linges, vêtements et objets de literie, et d'un four pour incinérer les pièces de pansement Le cimetière des lépreux sera compris dans l'enceinte de la léproserie.

Un quartier à part sera réservé à la détention des prisonniers lépreux de la région (1).

(1) Les permissions de sortie accordées aux lépreux, les visites des parents à la léproserie, les peines disciplinaires en cas d'insubordination grave ou d'évasion, le régime alimentaire et l'entretien des lépreux feront l'objet de règlements particuliers.

Le médecin des colonies ou de l'assistance médicale indigène le plus voisin sera chargé de visiter l'établissement au moins deux fois par mois.

Les autorités locales seront tenues, et ce, sous peine d'amende ou d'emprisonnement, de faire conduire à la léproserie régionale les lépreux trouvés sur le territoire de leur ressort. Ils devront, en outre, déclarer au directeur si le lépreux est indigent ou s'il peut être entretenu à ses frais ou à ceux de ses parents qui en ont la charge légale.

Ces suspects seront réunis dans une salle, ou mieux dans un pavillon spécialement réservé à cet usage, jusqu'à ce que le médecin chargé de la léproserie les ait examinés. S'ils sont reconnus sains, ils seront immédiatement mis en liberté. S'ils sont reconnus lépreux, ils seront, après certificat signé du médecin, soit immatriculés à la léproserie régionale, soit dirigés sur une léproserie maritime.

Tout lépreux pourrra se présenter spontanément à l'examen du médecin de la léproserie régionale.

Aucun individu sain, ou atteint d'une maladie autre que la lèpre, ne pourra être admis dans une léproserie.

III. — Les individus de *race blanche* atteints de lèpre pourront être hospitalisés, sur leur demande, dans une section spéciale des léproseries indigènes. Ils ne pourront résider dans les quartiers habités par les européens que s'ils se soumettent à un isolement effectif qui sera contrôlé par des visites médicales périodiques.

Toutes les mesures prohibitives prises contre les indigènes sont applicables aux individus de race blanche.

IV. — *Aux lépreux laissés libres, il faut interdire l'exercice de certaines professions* dont la liste sera arrêtée par le gouverneur de la colonie, sur les indications de la commission sanitaire.

A titre d'exemple, je citerai les suivantes, comme particulièrement aptes à propager la contagion :

Boulanger, boucher, laitier, cuisinier, porteur d'eau ou tout métier dans lequel la personne employée manie des aliments, des boissons, des médicaments, du tabac ou de l'opium ;

Blanchisseur, tailleur, au tout métier dans lequel la personne employée manufacture ou manie des vêtements.

Barbier, ou tout métier similaire dans lequel la personne employée entre en contact avec d'autres personnes, serviteurs, médecin, nourrice, sage-femme, infirmier, pharmacien, instituteur, conducteur de voiture de louage. En cas de contravention, le lépreux sera condamné à une amende dont le montant, et à un emprisonnement dont la durée seront fixés par une décision du gouverneur.

Les mêmes peines seront encourues par toute personne qui emploie, en connaissance de cause, un lépreux à l'un des métiers ci-dessus désignés.

Il faut, en outre, interdire au lépreux de se marier (1), ou de se prostituer ; de se baigner, de laver des vêtements ou de puiser de l'eau à tout puits public, ou réservoir qui n'est pas spécialement destiné à leur usage ; de monter dans les voitures publiques, de loger dans un hôtel garni, d'habiter et de circuler dans les quartiers où résident les européens.

Les enfants atteints de lèpre avérée doivent être exclus des écoles, ouvroirs, orphelinats

V. — Aux prescriptions ci-dessus indiquées, il convient d'ajouter les suivantes :

Surveiller les foires, marchés, pèlerinages et autres lieux de rassemblement ;

Recommander aux médecins des postes médicaux et aux médecins en tournée de vaccine de visiter fréquemment et inopinément les élèves des écoles, les coolies des plantations, les prisonniers, les miliciens, les agents de police indigènes et les prostituées. Ces médecins dresseront, s'il y a lieu, des certificats et les autorités locales devront soumettre à l'examen de ces médecins tout indigène soupçonné d'être atteint de la lèpre ;

Défendre de pratiquer la variolisation et la vaccination de bras à bras ;

Porter à la connaissance du public, par voie d'affiches rédigées en français et en langue vulgaire, les signes apparents de la lèpre, le danger de la contagion et les moyens de s'en prémunir.

VI. — Les mesures édictées contre la lèpre ne peuvent être efficaces que si les médecins chargés d'en assurer l'exécution possèdent une connaissance parfaite de cette maladie. Tout médecin des colonies devra donc faire un stage dans une lé-

(1) Cette défense serait acceptée sans trop de résistance par les populations indigènes, car la plupart des coutumes locales considèrent la lèpre comme une cause de répudiation ou de divorce.

proserie maritime ou, s'il n'en existe pas, dans une léproserie régionale, pour s'exercer au diagnostique clinique et bactériologique de la lèpre.

La plupart des dispositions que je viens d'énumérer ont été votées par la société de Pathologie exotique après avoir subi quelques légères modifications portant bien plus sur la forme que sur le fond. On pourra s'en convaincre en lisant le texte des vœux, émis par la société, dans mon rapport à la deuxième Conférence internationale (Bergen 1909), sur la lèpre dans les colonies françaises (1). Une seule proposition importante a été écartée, celle qui est relative aux lépreux de race blanche. On a fait remarquer, avec juste raison, que cette distinction était à la fois délicate et difficile à établir, et que, d'ailleurs, elle était de nature à entretenir des haines de races dans nos vieilles colonies où les métis constituent la majeure partie de la population.

En terminant ce rapport, qu'il me soit permis de faire une remarque et d'exprimer un vœu.

Bien des mesures vexatoires, aujourd'hui nécessaires, deviendraient inutiles, si le mécanisme de la contamination était connu. Tous nos efforts doivent tendre à substituer à la réglementation actuelle, empirique et défectueuse, une prophylaxie scientifique et rationnelle. La nomination d'une commission chargée d'étudier, dans une de nos colonies les plus éprouvées par la lèpre, le mode de propagation de cette maladie, rendrait d'immenses services à la lutte anti-lépreuse.

VŒUX

Comme conclusion pratique de cette étude, le rapporteur général proposé au 3e Congrès de la Mutualité Coloniale d'émettre les vœux suivants :

1° *Interdire l'entrée des colonies et pays de Protectorat aux immigrants lépreux :*

2° *Isoler d'office les lépreux indigents ou vagabonds ;*

3° *Défendre aux lépreux laissés libres l'exercice de certaines professions.*

(1) E. JEANSELME. — La lèpres dans les Colonies Françaises. II Leprakonferenz. Mitteilungen und Verhandlungen II. Bd. p. 114, Bergen 1909.

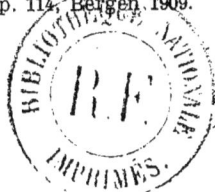

141

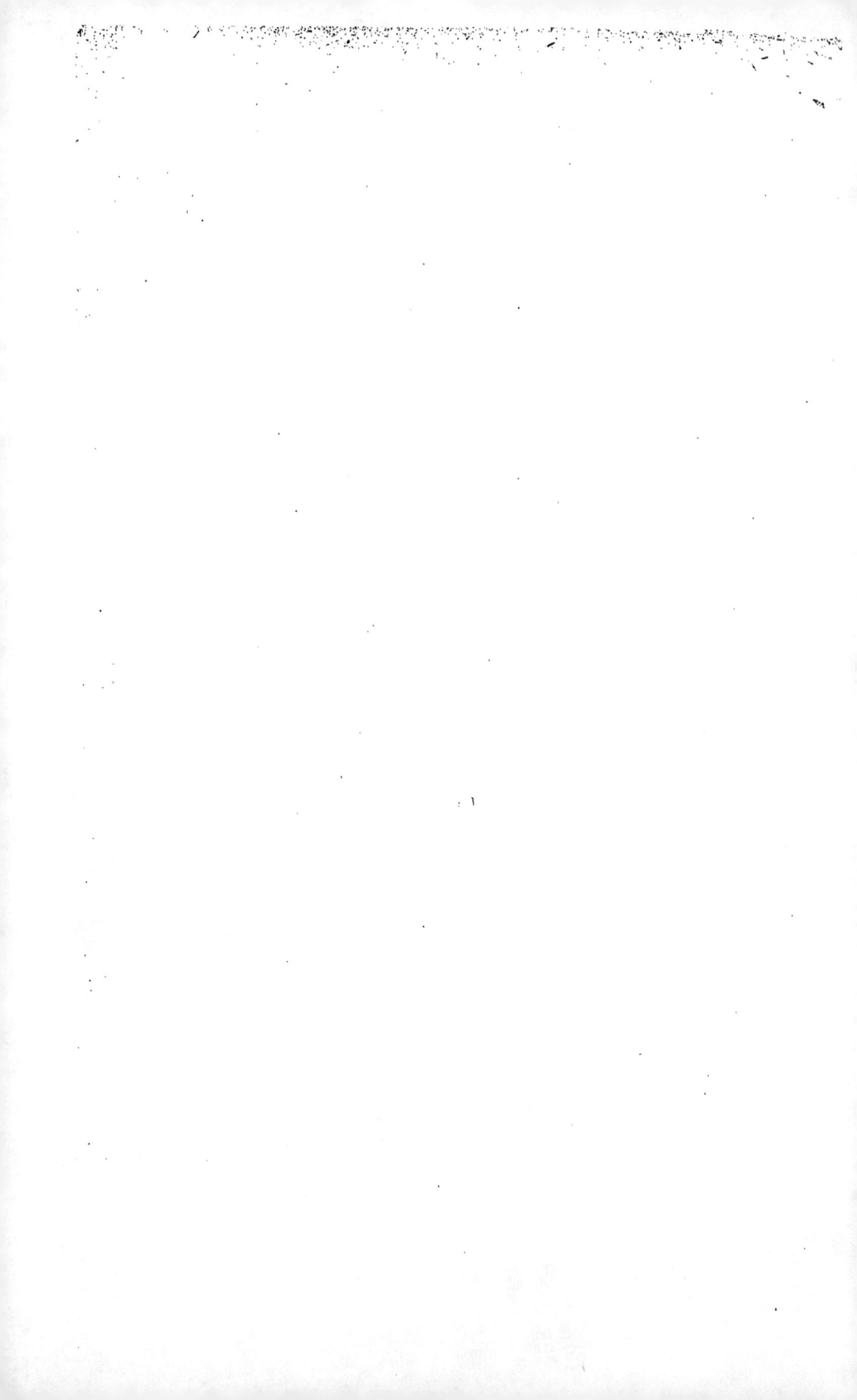

www.ingramcontent.com/pod-product-compliance
Lightning Source LLC
Chambersburg PA
CBHW060506210326
41520CB00015B/4125